Suwarna Dangore-Khasbage

Índices Radiomorfométricos em Pacientes Edêntulos: Revisão da Literatura

Suwarna Dangore-Khasbage

Índices Radiomorfométricos em Pacientes Edêntulos: Revisão da Literatura

ScienciaScripts

Imprint

Cover image: www.ingimage.com

This book is a translation from the original published under ISBN 978-620-8-22469-1.

Publisher:
Sciencia Scripts
is a trademark of
Dodo Books Indian Ocean Ltd. and OmniScriptum S.R.L publishing group

120 High Road, East Finchley, London, N2 9ED, United Kingdom
Str. Armeneasca 28/1, office 1, Chisinau MD-2012, Republic of Moldova, Europe
Managing Directors: Ieva Konstantinova, Victoria Ursu
info@omniscriptum.com

Printed at: see last page
ISBN: 978-620-8-41429-0

ÍNDICES RADIOMORFOMÉTRICOS MAXILARES E MANDIBULARES EM PACIENTES EDÊNTULOS

.... Revisão de Literatura

DR SUWARNA DANGORE- KHASBAGE

MDS, MEDICINA ORAL E RADIOLOGIA

Sharad Pawar Dental College & Hospital

Datta Meghe Institute of Higher Education

and Research (Deemed to be University)

Sawangi (Meghe) Wardha, 2024

ÍNDICES RADIOMORFOMÉTRICOS MAXILARES E MANDIBULARES EM PACIENTES EDÊNTULOS............. Revisão de Literatura

ÍNDICE DE CONTEÚDOS

INTRODUÇÃO

Em muitas fases da substituição de dentes, um osso alveolar saudável com uma capacidade regenerativa normal é essencial para um resultado de tratamento bem sucedido. É importante conhecer a quantidade e a qualidade do osso nos maxilares ao planear o tratamento cirúrgico protético e pré-protético. O rebordo residual influencia a estética gengival e as dimensões dos pônticos para próteses parciais fixas; proporciona apoio e estabilidade para próteses parciais removíveis e próteses completas; e o osso subjacente é um pré-requisito para a colocação de implantes orais.[1]

A reabsorção dos rebordos residuais é um processo biofísico complexo e é amplamente reconhecido como um dos factores mais importantes que afectam o suporte, a retenção, a estabilidade e a função mastigatória da prótese em pacientes edêntulos. A redução dos rebordos alveolares residuais pode ser descrita como uma atrofia de reabsorção, uma reação fisiológica à perda de função e inatividade.

Após as extracções dentárias, o osso alveolar residual sofre um período de reabsorção acelerada durante cerca de 10 semanas, seguido de uma reabsorção mais lenta, mas progressiva. Devido à sua natureza progressiva, a altura do rebordo alveolar e do osso basal diminuirá, resultando numa perda óssea do rebordo alveolar que pode atingir 1 mm por ano em utilizadores de próteses completas. A perda de osso alveolar de um rebordo edêntulo é mais pronunciada na mandíbula do que na maxila, particularmente nos primeiros 3 meses do período pós-extração.

A perda óssea mandibular relacionada com a idade pode dever-se ao adelgaçamento geral e ao aumento da porosidade do córtex mandibular. A perda óssea ocorre mais rapidamente nas regiões pré-molares e molares da mandíbula desdentada, em comparação com a região anterior. Por conseguinte, a reabsorção óssea do osso basal é mais frequente nesta região.

É necessário efetuar uma avaliação do estado ósseo antes da substituição de um dente ou dentes. Vários estudos prévios sobre os efeitos dos índices radiomorfométricos e da perda óssea alveolar concentraram-se em pacientes parcial ou totalmente dentados. Assim, é lógico assumir que existe uma possível relação entre a perda óssea, os índices radiomorfométricos e o edentulismo.

São relatadas várias técnicas radiográficas utilizadas em disciplinas de medicina dentária para quantificar a perda óssea alveolar. Cada uma delas tem vantagens e limitações. As principais vantagens das imagens panorâmicas são a ampla cobertura do osso facial e dos dentes, a baixa dose de radiação para o paciente, a utilização em pacientes incapazes de abrir a boca e o curto período de tempo necessário. Para este efeito, foi concebido um grande número de medições qualitativas e quantitativas a partir de radiografias panorâmicas, incluindo as radiomorfométricas.[2] Os índices radiomorfométricos foram também utilizados para avaliar a qualidade óssea e para identificar sinais de reabsorção e osteoporose nas radiografias panorâmicas.[3, 4]

Atualmente, a TCFC é um padrão de ouro para a avaliação da perda óssea alveolar e é amplamente utilizada em medicina dentária como ferramenta de pré-avaliação em pacientes edêntulos. A TCFC é uma técnica de imagiologia radiológica relativamente nova que apresenta imagens em três dimensões e permite uma apresentação precisa das estruturas anatómicas e a identificação de lesões patológicas. Tem uma alta resolução e um baixo risco de radiação, mas é dispendiosa, não é viável e tem uma maior exposição em comparação com a radiografia panorâmica.

Vários índices qualitativos e quantitativos, incluindo a perda óssea alveolar (ABL), o índice cortical mandibular (MCI), a largura cortical mandibular (MCW), o índice mandibular panorâmico (PMI), o ângulo goníaco (GA) e o índice goníaco (GI) são utilizados para avaliar a qualidade óssea e para observar sinais de reabsorção em radiografias panorâmicas. [1]

Existem muitos estudos para conhecer a perda óssea alveolar através da utilização de índices radiomorfométricos em indivíduos dentados e parcialmente edêntulos. Existem vários estudos que incluem apenas índices radiomorfométricos mandibulares que também apenas um ou dois por estudo em pacientes completamente desdentados, enquanto existem poucos estudos envolvendo índices radiomorfométricos mandibulares juntamente com o padrão de perda óssea alveolar maxilar em pacientes completamente desdentados. Existem muito poucos estudos que incluam a correlação dos índices radiomorfométricos com a perda óssea alveolar e a correlação dos índices radiomorfométricos entre si. Os índices radiomorfométricos da maxila e da mandíbula incluem a avaliação da perda óssea alveolar maxilar e mandibular (ABL), o índice cortical mandibular (MCI), a largura cortical mandibular (MCW), o índice mandibular panorâmico (PMI), o ângulo goníaco (GA), o índice goníaco (GI) e a sua correlação. Estas medições ajudam a estimar o contorno normal das cristas residuais para restaurar a função, o conforto, a estética, a fala, etc., na construção da prótese final. A avaliação destes parâmetros ajuda a melhorar as opções de tratamento, como o planeamento da prótese implanto-suportada, orienta os clínicos na decisão primária da área de inserção do implante para a prótese implanto-suportada em pacientes edêntulos e para a retenção e estabilidade adequadas da prótese.

ÍNDICES RADIOMORFOMÉTRICOS

Foi proposto um grande número de métodos para a avaliação qualitativa do osso alveolar, sendo um dos mais simples os índices.[5]

As medidas desses índices devem ser exatas e precisas. Para identificar os indivíduos cujos índices radiomorfométricos mandibulares são anormalmente baixos, é necessário, em primeiro lugar, conhecer os seus valores e intervalos normais na população estudada e a sua relação com a idade e outros factores.[6]

Benson BW, Prihoda TJ, Glass BJ em 1991[7] estudaram e definiram um novo índice radiomorfométrico da massa óssea cortical mandibular, o índice mandibular panorâmico (PMI). Foram avaliadas as diferenças no índice numa população de 353 indivíduos adultos, divididos igualmente por sexo, idade (30 a 79 anos) e grupo racial (negros, hispânicos, brancos). Os dados foram analisados em relação ao lado, grupo racial, sexo, idade e combinações dessas variáveis. Verificou-se que os negros tinham um PMI médio maior do que os hispânicos ou brancos, que eram estatisticamente semelhantes. As alterações relacionadas com a idade, comparando os grupos etários mais jovens e mais velhos dentro de cada sexo e grupo racial, indicaram uma diminuição significativa do PMI médio com o aumento da idade nas mulheres negras e hispânicas. O PMI médio nos homens brancos aumentou com o avançar da idade.

Ledgerton D, Horner E, Devlin C e Worthington C em 1997[8] avaliaram o índice mandibular panorâmico como uma ferramenta radiomorfométrica para a avaliação da precisão na repetibilidade intra-observador e na reprodutibilidade inter-observador das medições utilizadas na derivação do índice mandibular panorâmico (PMI). Neste estudo, dois observadores mediram 21 radiografias panorâmicas dentárias independentemente um do outro, repetindo ambas as medições após um período de 1 semana. As medidas foram então mensuradas por uma linha traçada que passava perpendicularmente à tangente ao bordo inferior da mandíbula e pelo centro do forame mental, outras medidas foram feitas a partir da distância entre o bordo inferior da mandíbula e a margem inferior do forame mental (distância foraminal inferior, I); e a partir da distância entre o bordo inferior da mandíbula e a margem inferior do forame mental (distância foraminal inferior, I).

A distância entre a borda superior da mandíbula e a margem superior do forame mental (distância foraminal superior, S) foi descrita por ***Benson et al.***[7] . As medidas foram então avaliadas utilizando vários métodos estatísticos. Todos os conjuntos de medidas comparadas, tanto dentro como entre observadores, demonstraram correlações positivas significativas, sem diferença significativa entre as medidas. A precisão, no entanto, foi fraca e variável. Assim, as principais dificuldades na obtenção de consistência em medições repetidas estavam relacionadas com a morfologia individual e a radiodensidade. A fim de melhorar a validade do PMI como medida da perda óssea local, a repetibilidade das medições deve ser melhorada.

Klemetti A e Kolmakow S em 1997[9] determinaram se a densidade mineral óssea (DMO) do córtex mandibular está correlacionada com uma classificação ordinal da morfologia do córtex inferior em radiografias panorâmicas. A DMO cortical da mandíbula foi medida por tomografia computorizada quantitativa de energia única em dois locais: (1) vestibularmente e distalmente a partir do forame mental, (2) lingualmente e distalmente a partir do forame mental. A morfologia do córtex mandibular foi avaliada em radiografias panorâmicas, e classificada em três grupos C 1 - A margem endosteal do córtex é uniforme e nítida em ambos os lados da mandíbula. C 2 - A margem endosteal apresenta defeitos semilunares (cavidades de reabsorção) com resíduos corticais de uma a três camadas de espessura em um ou ambos os lados. C 3 - A margem endosteal é constituída por resíduos corticais espessos e é claramente porosa. A severidade das alterações no córtex mandibular foi significativamente relacionada com a DMO do córtex vestibular (ANOVA: Ñ = 0,002). A utilização de uma classificação ordinal do córtex mandibular em radiografias panorâmicas pode ser útil para os médicos dentistas gerais na avaliação da qualidade local do osso cortical.

Raustia AM, Salonen MA em 1997[10] afirmaram que a forma da base mandibular, e especialmente o ângulo goníaco da mandíbula, se correlaciona com a função dos músculos de fecho da mandíbula. Os ângulos goníacos da mandíbula e as alturas do côndilo e do ramo de 30 utilizadores de próteses completas (18 mulheres, 12 homens, idade média de 61 anos, variação de 42-74 anos) que vieram renovar as suas próteses foram medidos utilizando radiografias panorâmicas. O período médio de edentulismo foi de 26 anos (variação de 10 a 53 anos). Não foram observadas diferenças estatisticamente significativas entre o s sexos nos tamanhos dos ângulos goníacos e nas alturas do côndilo e do ramo. O ângulo goníaco direito foi estatisticamente mais pequeno do que o esquerdo e correlacionou-se negativamente com a altura do ramo em ambos os lados, mas positivamente com o aumento da atividade EMG no músculo masseter direito. O tamanho do ângulo goníaco e as alturas condilar e do ramo não se correlacionaram com a idade dos pacientes, o período de edentulismo ou a reabsorção do rebordo alveolar.

Ledgerton D, Horner K, Devlin H e Worthington H em 1999[6] O principal objetivo deste estudo foi examinar os índices radiomorfométricos da mandíbula em radiografias panorâmicas numa população de pacientes britânicas do sexo feminino, identificar os seus intervalos normais e investigar as suas relações com a idade, o sexo e a classe social. Foram medidos cinco índices, a largura cortical no gonion (GI) e abaixo do forame mental (MI), o índice mandibular panorâmico (PMI), o índice cortical mandibular (MCI) e um novo índice (medição da largura cortical no antegonion; AI), que foram medidos bilateralmente em 500 radiografias panorâmicas de mulheres por um observador treinado. As medições foram analisadas quanto à facilidade de aplicação, repetibilidade, relações com a idade, dentição e classe social e inter-relações entre as variáveis. Todos os índices quantitativos (GI, MI, PMI, AI) mostraram uma correlação significativa e negativa com a idade. O MCI apresentou uma distribuição relacionada com a idade.

A dentição mandibular exerceu uma influência significativa em alguns índices, mas a classe social não teve qualquer influência. A repetibilidade intra-observador do MI, PMI e AI foi razoável (precisão de 520%), mas a do GI foi fraca. A concordância intra-observador nas avaliações do ICM foi excelente. Assim, o autor concluiu que as alterações relacionadas com a idade nos índices radiomorfométricos mandibulares e a sua variação dentro de cada faixa etária apoiam a sua potencial utilização na identificação da osteopenia esquelética. No entanto, os problemas de repetibilidade e precisão de medição identificados no estudo piloto, nomeadamente com o IG, podem constituir um obstáculo considerável à sua utilização na prática geral.

Jowitt N, Farlane MT, Devlin H, Klemetti E e Horner K em 1999[5] avaliaram a reprodutibilidade e a validade de diagnóstico do Índice Cortical Mandibular (ICM) quando utilizado por observadores minimamente treinados. Quatro "especialistas" e 45 estudantes do último ano de medicina dentária classificaram o aspeto do bordo inferior do córtex mandibular em 30 radiografias panorâmicas utilizando o MCI. Os peritos visualizaram as radiografias originais. Os estudantes receberam instruções sobre o MCI e viram os diapositivos das radiografias numa sala de conferências. Relativamente à concordância intra-observador, os peritos apresentaram valores globais significativamente mais elevados de kappa ponderado, indicando uma concordância substancial na avaliação da MCI, enquanto os estudantes apresentaram uma concordância moderada. Relativamente à concordância inter-observadores, verificou-se uma concordância razoável entre os peritos e uma concordância fraca entre os estudantes. Utilizando a avaliação do ICM efectuada pelos peritos como "padrão ouro", a sensibilidade média dos estudantes no diagnóstico de C3 foi de 0,71 (máximo 0,95, mínimo 0,25) e a especificidade média foi de 0,56 (máximo 0,9, mínimo 0,20). O ICM tem limitações importantes em termos de concordância intra e inter-observadores. Uma formação mínima na sua utilização, tal como a que pode ser dada em formato de palestra a dentistas, foi ineficaz e associada a uma fraca concordância inter-observadores e a uma validade de diagnóstico limitada na identificação de sinais de osteoporose. Uma formação mais longa e experiência em

para que o ICM seja eficaz como instrumento de diagnóstico na prática dentária geral.

Drozdzowska B, Pluskiewicz W e Tarnawska B em 2002[11] realizaram o estudo de índices mandibulares baseados em panorâmicas em relação à densidade mineral óssea mandibular e ao estado esquelético avaliado por absorciometria de raios X de dupla energia e ultrassom quantitativo. O principal objetivo deste estudo foi determinar os índices panorâmicos (Índice Cortical Mandibular - ICM, altura do córtex inferior mandibular - CI (mm), Índice Mandibular Panorâmico - IMP, Razão Mandibular - RM) utilizados para avaliar a sua eficácia diagnóstica e determinar se estão correlacionados com a densidade mineral óssea (DMO (g/cm2)) da mandíbula e da anca, e com os parâmetros ultra-sonográficos do calcâneo e das falanges da mão em mulheres pós-menopáusicas edêntulas. Com base no MCI, as mulheres foram divididas em três subgrupos que diferiam na aparência do córtex mandibular (C1 n=6, C2 n=16, C3 n=8). A DMO da anca (DMO do colo, DMO de Ward, DMO trocantérica) e da mandíbula (DMO m) foi medida por absorciometria de raios X de dupla energia (DXA). Os calcários com Aquiles (velocidade do som-SOS (m/s), atenuação de ultra-sons de banda larga-BUA [dB/MHz], índice de rigidez-SI [%]) e as falanges das mãos (velocidade do som dependente da amplitude-Ad-SoS (m/s)) com DBM Sonic 1200 foram avaliados por ultra-sons quantitativos (QUS). Não se verificaram diferenças significativas entre os subgrupos nos parâmetros medidos, exceto diferenças significativas na m-BMD (P50,01). Apenas a m-BMD se correlacionou significativamente com as medições de DXA (r=0,43 ± 0,45, P50,05) e QUS (r=0,36 ± 0,55, P50,05), excluindo as correlações com SOS calcâneo e BMD trocantérica. A capacidade das variáveis mandibulares para discriminar entre casos normais e osteopénicos/osteoporóticos foi avaliada através do cálculo de: especificidade (variando de 31 a 81%), sensibilidade (variando de 21 a 93%), valores preditivos negativos e positivos (variando de 47 a 83% e 40 a 79%, respetivamente). O MCI é uma classificação simples de três graus de alterações no córtex, mas não é capaz de distinguir mulheres edêntulas pós-menopáusicas normais e osteopénicas/osteoporóticas. A eficácia dos índices mandibulares baseados em panorâmicas no diagnóstico da osteopenia/osteoporose é baixa a moderada.

Devlin H, Horner K em 2002[12] tiveram como objetivo deste estudo medir a validade dos índices da cortical mandibular medidos em radiografias panorâmicas no diagnóstico da redução da densidade óssea esquelética. Setenta e quatro mulheres foram submetidas a densitometria óssea do colo do fémur, da coluna lombar e do antebraço. Cinquenta e cinco pacientes (74%) foram classificadas como tendo uma densidade óssea reduzida. Vinte e sete doentes tinham um *T-score* <-2,5 observado num ou mais dos três locais de medição. Foi tirada uma radiografia panorâmica de cada paciente e dois observadores efectuaram medições da espessura cortical nas regiões do forame mental (índice mental, MI), antegonial (índice antegonial, AI) e goníaca (índice goníaco, GI). A regressão logística e a análise da curva ROC (receiver operating characteristic) foram utilizadas para medir a validade dos índices corticais no diagnóstico da redução da densidade mineral óssea. Apenas o IM contribuiu significativamente para o diagnóstico de baixa densidade mineral óssea esquelética (*T-score* $\leq$-1). Os limites de 95% de concordância entre observadores na medição do IM foram de 1,32 a +1,32 mm. Quando os dados de ambos os observadores foram combinados, a área sob a curva ROC foi de 0,733 (SE = 0,072; intervalo de confiança de 95% = 0,618 a 0,83), indicando uma precisão moderada. Sugere-se um limiar de diagnóstico para IM de 3 mm (ou menos) como o limiar mais adequado para encaminhar para densitometria óssea. No entanto, o estudo forneceu apenas um apoio limitado para a utilização de índices radiomorfométricos panorâmicos no diagnóstico de baixa densidade mineral óssea esquelética. Poderiam, de forma questionável, ser utilizados como parte de um método de avaliação do risco de osteoporose.

Musa I, Zlataric DK, Celebic A, Bosnjak A em 2002[13] realizaram este estudo para medir os índices radiomorfométricos mentais, antegoniais e goniais da mandíbula em 200 radiografias panorâmicas dentárias, tendo em conta a idade e o sexo dos participantes. Três índices, largura cortical no gonion (GI), antegonion (AI) e abaixo do forame mental (MI) foram medidos na borda inferior da mandíbula, bilateralmente em 200 radiografias panorâmicas dentárias. A fiabilidade das medições (p= 0,89 para um estudante de medicina dentária, p=0,93 para um dentista) e a concordância entre os observadores (= 0,81) foram satisfatórias. Os resultados do estudo revelaram uma diferença significativa entre o IG medido no lado esquerdo e direito da mandíbula (p<0,001). Os pacientes do sexo masculino apresentaram valores de IA medidos significativamente maiores do que os do sexo feminino (p<0,001) e, por fim, as pacientes do sexo feminino com mais de 65 anos apresentaram valores de IA medidos significativamente menores do que as pacientes com menos de 65 anos. Com base nos resultados deste estudo, concluíram que a radiografia panorâmica dentária é útil como um método simples de rastreio de pacientes para avaliação da qualidade do osso mandibular antes do tratamento dentário.

Zlataric DK, Celebic A em 2003[14] determinaram se a densidade mineral óssea mandibular está correlacionada com a classificação da estrutura do córtex inferior em radiografias panorâmicas em utilizadores de próteses parciais completas e removíveis. O índice cortical mandibular de 136 utilizadores de próteses totais e parciais removíveis selecionados aleatoriamente foi avaliado através de radiografias panorâmicas. Os critérios para o índice de cortical mandibular foram os seguintes 1- margem endosteal nítida do córtex inferior; 2- defeitos semilunares; e 3- resíduos corticais espessos na margem endosteal. Participaram 40 pacientes do sexo masculino (idade média de 72,7 anos; variação de 56 a 84 anos) e 96 pacientes do sexo feminino (idade média de 69,7 anos; variação de 48 a 86 anos). Com um stepwedge de cobre e o programa informático DenEx 2001, a densidade mineral óssea mandibular foi investigada densitometricamente em radiografias panorâmicas dentárias. Quatro observadores experientes e 6 médicos dentistas generalistas efectuaram as observações em todas as radiografias panorâmicas. Todos os valores de densidade mineral óssea foram expressos em equivalentes da espessura real do degrau. Foi utilizado um teste t independente (alfa = 0,05). A gravidade das alterações no córtex mandibular foi significativamente relacionada com todos os valores medidos da densidade mineral óssea mandibular (teste t: P<.01). A categoria 3 do índice cortical mandibular apresentou valores de densidade mineral óssea significativamente menores em todas as regiões de interesse mensuradas. A concordância interobservador e intraobservador na avaliação do índice cortical mandibular foi excelente. Os pacientes com valores mais baixos de densidade mineral óssea na mandíbula têm uma camada cortical muito mais porosa na borda inferior da mandíbula.

Xie QF, Ainamo A em 2004[15] avaliaram os ângulos goniais a partir de radiografias panorâmicas de indivíduos dentados jovens e mais velhos e de indivíduos idosos edêntulos e investigaram a relação entre o tamanho do ângulo goníaco e o sexo, grupo etário, espessura cortical no ângulo goníaco, altura do corpo residual mandibular e período edêntulo em indivíduos idosos edêntulos. Foram avaliadas 356 radiografias panorâmicas de 3 grupos de indivíduos: o grupo de jovens dentados, 131 indivíduos (idade média de 27 anos); o grupo de idosos dentados, 97 indivíduos com mais de 52 anos (idade média de 64 anos); e o grupo de idosos edêntulos, 128 indivíduos com 76, 81 ou 86 anos (idade média de 80 anos). O ângulo goníaco, a espessura da cortical no ângulo goníaco e a altura do corpo residual mandibular foram medidos a partir de radiografias panorâmicas efectuadas com o mesmo equipamento radiográfico e selecionadas de acordo com os critérios. Os testes t de 2 caudas, emparelhados e não emparelhados, serviram para testar a diferença nas medições do ângulo goníaco, e foi efectuada uma regressão linear para estudar as correlações (a=.05). Os indivíduos edêntulos apresentaram ângulos goníacos significativamente alargados, variando de 112,9 a 145,6 graus. Não houve diferença significativa entre homens e mulheres desdentados. O ângulo goníaco médio dos indivíduos edêntulos foi 5,6 graus maior do que o dos indivíduos dentados mais velhos (P\.001), e 6,0 graus maior do que o dos indivíduos dentados jovens (P\.001). Não houve relação significativa entre o tamanho do ângulo e a duração do edentulismo mandibular. A diferença média nas remensurações foi de 0,1±0,6 graus para o ângulo goníaco, e não houve diferença significativa.

Dubravka KZ, Asja C em 2005[16] examinaram a densidade mineral óssea (DMO) e os parâmetros radiomorfométricos lineares da mandíbula em pacientes idosos com diferentes tipos de próteses. Os pacientes tinham próteses completas mandibulares (CDs) ou próteses parciais removíveis (RPDs) Classe I de Kennedy na mandíbula; todos os pacientes tinham CDs na maxila. As distribuições de idade e sexo dos pacientes com CDs e daqueles com RPDs não foram significativamente diferentes. Três parâmetros foram medidos em radiografias panorâmicas dentárias (RPDs) de um total de 136 pacientes: espessuras do córtex mandibular abaixo do forame mental, do antegonion e do gonion. A DMO mandibular foi medida densitometricamente usando DPRs e uma cunha de cobre. Todos os valores de DMO foram expressos em relação à espessura da cunha de cobre. Houve uma diferença significativa entre os pacientes com CDs e aqueles com RPDs para todos os índices radiomorfométricos medidos ($P < 0,001$); especificamente, os índices radiomorfométricos foram maiores nos usuários de RPDs. Os valores de DMO mandibular nos portadores de RPD foram maiores do que os dos pacientes com CDs, e a DMO foi significativamente maior sob a sela nos portadores de RPD ($P < 0,05$). Estes resultados apoiam a hipótese de que as forças oclusais que são transmitidas diretamente à mucosa sob próteses suportadas pela mucosa podem causar sobrecarga, o que pode causar reabsorção óssea; em contraste, sob próteses suportadas pelo dente e pela mucosa, as forças oclusais são transmitidas não só à mucosa, mas também ao ligamento periodontal dos dentes pilares, reduzindo assim a transmissão de força à mucosa, o que evita a sobrecarga. Assim, é possível obter maiores forças mastigatórias com próteses suportadas por dentes e mucosas, o que pode estimular o crescimento ósseo no córtex mandibular.

Katranji A, Misch K, Wang HL em 2007[17] avaliaram a espessura do osso cortical em cadáveres humanos dentados e edêntulos. Um componente crítico do planeamento do tratamento na terapia com implantes dentários é a quantidade de osso disponível. As placas corticais espessas têm sido a principal forma de alcançar a estabilidade primária do implante. No entanto, não existe informação sobre a espessura do osso cortical em várias regiões da maxila e da mandíbula. Assim, o objetivo deste estudo em cadáveres foi determinar a espessura média do osso cortical em diferentes localizações dentárias. Para determinar a espessura média das placas vestibulares e linguais, 28 cabeças de cadáveres (68% homens e 32% mulheres) com uma idade média de 73,1 anos foram medidas em vários locais correlacionados com as regiões molar (M), pré-molar (PM) e anterior (A). As regiões edêntulas e dentadas também foram registadas. As espessuras médias da cortical vestibular foram de 1,69 mm (M), 1,43 mm (PM) e 1,04 mm (A) na maxila edêntula; 2,06 mm (M), 1,78 mm (PM) e 1,36 mm (A) na mandíbula edêntula;

2,23 mm (M), 1,62 mm (PM), e 1,59 mm (A) na maxila dentada; e 1,98 mm (M), 1,20 mm (PM), e 0,99 mm (A) na mandíbula dentada. As espessuras médias da cortical lingual foram de 2,06 mm (M), 1,60 mm (PM) e 1,36 mm (A) na maxila edêntula; 2,39 mm (M), 1,88 mm (PM) e 1,66 mm (A) na mandíbula edêntula; 2,35 mm (M), 2,0 mm (PM) e 1,95 mm (A) na maxila dentada; e

2,51 mm (M), 1,92 mm (PM), e 1,24 mm (A) na mandíbula dentada. A espessura cortical média das placas vestibulares variou de 1,0 a 2,1 mm na maxila e mandíbula edêntulas, com a área mais fina na maxila anterior e a área mais espessa na mandíbula posterior. A espessura da placa vestibular da maxila e mandíbula dentadas variou de 1,6 a 2,2mm, com a área mais fina na região anterior inferior e a área mais espessa na região posterior superior.

Uysal S, Cagırankaya BL e Hatipoglu MG em 2007[18] realizaram este estudo para determinar o efeito do género no índice cortical mandibular (ICM) e para investigar uma possível associação entre o torus mandibularis (TM) e o ICM. Foram incluídos no estudo 189 pacientes que não apresentavam distúrbios sistémicos que afectassem a densidade óssea; e foram registados a idade, o sexo, o estado dentário e a MT existente nos pacientes. A morfologia do córtex inferior da mandíbula foi determinada de acordo com a classificação de Klemitti em radiografias panorâmicas, ou seja C1: A margem endosteal do córtex é uniforme e nítida em ambos os lados, C2: A margem endosteal mostra defeitos semilunares (cavidades de reabsorção) com resíduos corticais com 1 a 3 camadas de espessura num ou em ambos os lados, C3: A camada cortical contém resíduos corticais endosteais pesados e é claramente porosa. O ICM foi afetado pela idade e pelo sexo ($P < 0,05$). Não foi encontrada uma relação significativa entre a MT e o ICM ($P > 0,05$). No estudo, concluíram que o ICM foi afetado pela idade e pelo sexo. À medida que a idade aumenta, defeitos semilunares podem ser vistos no córtex da mandíbula e os valores de ICM aumentam. As mulheres pareciam ter valores de ICM mais elevados do que os homens.

Gulsahi A, Yuzugullu B, Imirzalıoglu P e Genc Y em 2008[19] tinham como objetivo do estudo determinar a distribuição da aparência do córtex mandibular inferior [Índice Cortical Mandibular (ICM)] num grande grupo populacional turco e avaliar uma gama de valores para a largura cortical na região do forame mental [Índice Mental (IM) região do forame mental [Índice Mental (MI)] e a relação entre a espessura do córtex mandibular e a distância entre a margem inferior do forame mental e o córtex mandibular inferior [Índice Mandibular Panorâmico (PMI)] de acordo com o ICM. Além disso, avaliamos como a idade, o sexo e o estado dentário afectaram o ICM. Durante 2005-2006, foram avaliadas radiografias panorâmicas de 1863 pacientes, 698 (37,5%) homens e 1165 (62,5%) mulheres com mais de 20 anos de idade, provenientes dos ficheiros da Universidade de Baskent. O sexo, a idade e o estado dentário foram registados para cada doente. Foram avaliadas as classificações de DCL, os valores de IM e PMI nos grupos de DCL e foram efectuadas comparações utilizando a análise de regressão logística. Em comparação com os doentes com idades compreendidas entre os 20 e os 49 anos, a probabilidade de a categoria C3 de ICM nos doentes com mais de 70 anos e nos doentes com idades compreendidas entre os 50 e os 69 anos foi de 79,14 e

9,17 vezes maior. A probabilidade da categoria C3 em pacientes edêntulos e parcialmente dentados foi 27,30 e 2,68 vezes maior do que em pacientes totalmente dentados, respetivamente. A probabilidade da categoria C3 em pacientes com IM, 3 mm foi 14,86 vezes maior do que em pacientes com IM $\geq$ 3 mm; também, em pacientes com um PMI de, 0,30 essa probabilidade foi 9,78 vezes maior do que em pacientes com um PMI de $\geq$ 0,30. Concluíram que a categoria C2 (49%) foi a mais observada e a C3 (5%) a menos observada. Independentemente do género, os pacientes edêntulos com categoria C3, IM, 3 mm e PMI, 0,30 podem ser vistos como pacientes de alto risco para a osteoporose e, por conseguinte, devem ser encaminhados para investigação adicional da osteoporose.

Yasar F e Akgunlu F em 2008[20] avaliaram o índice da cortical mandibular para determinar se a análise da dimensão fractal e da lacunaridade pode discriminar pacientes com diferentes formas da cortical mandibular. As radiografias panorâmicas de 52 pacientes foram avaliadas relativamente ao índice da cortical mandibular. O Kappa ponderado entre as observações variou entre 0,718 e 0,805. Estas radiografias foram digitalizadas e convertidas em imagens binárias. A Dimensão Fractal e a Lacunaridade foram calculadas a partir das regiões que melhor representam a morfologia cortical. Verificou-se que havia uma diferença estatisticamente significativa entre a Dimensão Fractal e a Lacunaridade das radiografias que foram classificadas como tendo C1 e C2 (Dimensão Fractal P:0,000; Lacunaridade P:0,003); e morfologia cortical C1 e C3 (Dimensão Fractal P:0.008; Lacunaridade P:0.001); mas não houve diferença estatisticamente significativa entre a Dimensão

Fractal e a Lacunaridade das radiografias que foram classificadas como tendo morfologia cortical C2 e C3 (Dimensão Fractal P:1.000; Lacunaridade P:0.758). A FD e a L podem diferenciar a forma da cortical mandibular C1 da forma da cortical mandibular C2 e C3, mas não podem diferenciar a forma da cortical mandibular C2 da C3 em radiografias panorâmicas.

Sakar O, Sulun T, Lspirgil E em 2008[21] descreveram o facto bem conhecido de que os ângulos gonadais dos pacientes edêntulos são mais largos do que os dos pacientes dentados. No entanto, o fator causal deste alargamento não é claro. Foi proposto que, após a extração de todos os dentes, a reabsorção progressiva do rebordo alveolar pode ter um efeito no alargamento deste ângulo. O objetivo deste estudo foi investigar a relação entre a reabsorção do rebordo mandibular e o tamanho do ângulo goníaco. Um total de 158 radiografias panorâmicas foram analisadas retrospetivamente quanto à reabsorção do rebordo mandibular e ao tamanho do ângulo goníaco. Os resultados do presente estudo sugerem que as mulheres têm ângulos goníacos mais largos e mais reabsorção do rebordo alveolar em comparação com os homens. No entanto, não se registou uma correlação estatisticamente significativa entre o tamanho do ângulo goníaco e o nível de reabsorção do rebordo mandibular. Como conclusão, o alargamento do ângulo goníaco em indivíduos edêntulos parece ser independente da reabsorção do rebordo alveolar.

Yuzugullu B, Gulsahi A, Imirzalioglu P em 2009[22] propuseram o estudo, que investigou a influência da idade e do género no índice cortical mandibular, no índice mandibular panorâmico e na largura da cortical mandibular, bem como na perda óssea alveolar e na altura óssea, utilizando radiografias panorâmicas de pacientes edêntulos há mais de 2 anos. Foi avaliado um total de 94 pacientes desdentados. As comparações estatísticas foram efectuadas utilizando os testes de qui-quadrado, Mann-Whitney U, Kruskal-Wallis e ANOVA de 2 vias (α=.05). As erosões ligeiras na margem endosteal da mandíbula foram mais frequentemente observadas em grupos etários de ≤60 anos e as erosões graves na margem endosteal da mandíbula foram mais frequentemente observadas em grupos etários de >60 anos em mulheres ($P<.001$). Enquanto os valores médios da largura da cortical mandibular se mantiveram estáveis com o aumento da idade nos homens, os valores médios da largura da cortical mandibular diminuíram significativamente com a idade nas mulheres ($P<.01$). O índice mandibular panorâmico, a perda óssea alveolar e as alturas ósseas não foram afectados pela idade ou pelo sexo. Apenas foram detectadas 2 categorias de ICM (C2/56,4% e C3/43,6%). Não se registaram diferenças significativas nas categorias C2 e C3 de ICM entre os grupos etários nos homens. A categoria C2 foi mais frequentemente observada nos grupos etários ≤60 e a categoria C3 foi mais frequentemente observada nos grupos etários >60 nas mulheres ($P<.001$). Não se registaram diferenças significativas entre os grupos etários ou o género para a MCW. Enquanto os valores médios de MCW não se alteraram com o aumento da idade nos homens, os valores médios de MCW diminuíram significativamente com a idade nas mulheres. Os valores da largura cortical média na região do forame mental diminuíram significativamente com a idade nas mulheres ($P<.01$). O PMI não foi afetado pelo sexo ou pela idade. Hp e Hm também foram semelhantes entre os grupos etários. No presente estudo, a ABL não foi afetada pela idade de acordo com o sexo. A relação entre a espessura do córtex mandibular e a distância entre o forame mental e o córtex mandibular inferior (PMI), a perda óssea alveolar (ABL) da mandíbula e as alturas ósseas não foram afectadas pelo género ou pela idade.

Gulsahi A, Ozden S, Cebeci I, Ozlem K, Paksoy C, Genc Y em 2009[23] determinaram a eficácia relativa dos índices radiomorfométricos panorâmicos na deteção da osteoporose e os limiares óptimos para a referenciação para investigação da osteoporose em pacientes edêntulos. Quarenta e nove pacientes edêntulos, com idades entre os 41 e os 78 anos, foram divididos em grupos normais e osteopénicos/osteoporóticos de acordo com a densidade mineral óssea do fémur. Foram obtidas radiografias panorâmicas para determinar o índice cortical mandibular (C1, normal; C2, ligeira; e C3, erosão grave do córtex mandibular), o índice mental (espessura cortical na região do forame mental) e o índice mandibular panorâmico (relação entre a espessura do córtex mandibular e a distância entre a margem inferior do forame mental e o córtex mandibular inferior). A comparação foi feita através do teste do qui-quadrado e do teste t de Student e as categorias C1 e C3 foram mais frequentes nos grupos normal e osteopênico/osteoporótico, respetivamente (p = 0,007). Os valores médios do índice mental e do índice mandibular panorâmico foram significativamente menores no grupo osteopénico/osteoporótico do que no grupo normal (p = 0,002 para o índice mental, p = 0,019 para o índice mandibular panorâmico). A sensibilidade e a especificidade foram de 71,4% para o índice cortical mandibular. A área sob a curva caraterística de funcionamento do recetor permitiu uma identificação moderadamente precisa dos pacientes com osteoporose utilizando o índice mental e uma identificação menos precisa utilizando o índice mandibular panorâmico. O índice cortical mandibular e o índice mental são melhores do que o índice mandibular panorâmico para identificar pacientes com osteoporose. Dentro dos limites deste estudo, os pacientes edêntulos do sexo masculino ou feminino na categoria C3 com um índice mental <3,5 mm devem ser encaminhados para investigação adicional da osteoporose.

Jagelaviciene E, Kubilius R, Krasauskiene A em 2010[24] . O objetivo do estudo foi determinar a relação entre a densidade mineral óssea no calcâneo medida utilizando a técnica de osteodensitometria de raio-X duplo e laser e a densidade mineral óssea na mandíbula calculada utilizando os índices radiomorfométricos panorâmicos obtidos através da aplicação de medidas lineares em radiografias panorâmicas de mulheres pós-menopáusicas. Os participantes deste estudo foram mulheres pós-menopáusicas (n=129) com idade igual ou superior a 50 anos. Os sujeitos foram submetidos à radiografia panorâmica das mandíbulas, seguida do cálculo dos índices radiomorfométricos panorâmicos indicativos da densidade mineral óssea da mandíbula. Para a mensuração da densidade mineral óssea do calcâneo foi utilizado o osteodensitômetro dual x-ray e laser DXL Calscan. Foi efectuada uma análise estatística para determinar a relação entre as medições da densidade mineral óssea nos dois ossos anatomicamente diferentes. De acordo com os critérios de diagnóstico de osteoporose recomendados pela Organização Mundial de Saúde (1994), os indivíduos foram distribuídos, de acordo com o T-score da densidade mineral óssea do calcâneo, nos grupos de densidade mineral óssea normal (grupo 1), osteopenia (grupo 2) e osteoporose (grupo 3). A densidade mineral óssea média do calcâneo na população geral estudada foi de 0,38+/-0,07; o valor médio da densidade mineral óssea do calcâneo no grupo 1 (n=34) foi de 0,47+/-0,04 (g/cm(2)), no grupo 2 (n=65) foi de 0,37+/-0,03 (g/cm(2)) e no grupo 2 (n=30) foi de 0,29+/-0,03 (g/cm(2)). As diferenças na densidade mineral óssea entre os grupos foram determinadas utilizando a análise de variância (ANOVA) F=285,31; df=2; P<0,001 (T1 vs. T2, P<0,001; T1 vs. T3, P<0,001; T2 vs. T3; P<0,001). No grupo geral, verificou-se uma correlação estatisticamente significativa entre o índice mental e a densidade mineral óssea no calcâneo (r=0,356, P<0,001), e entre o índice mandibular panorâmico e a densidade mineral óssea no calcâneo (r=0,397, P<0,001). A densidade mineral óssea no calcâneo e na mandíbula, medida através do osteodensitómetro de dupla energia de raios X e laser DXL Calscan e através da aplicação da radiografia panorâmica, reflecte alterações gerais na mineralização destes ossos, caraterísticas do período pós-menopausa.

Dagistan S, Bilge OM em 2010[25] teve como objetivo comparar os valores do índice antegonial (IA), do índice mental (IM), do índice mandibular panorâmico (PMI) e do índice cortical mandibular (ICM) nas radiografias panorâmicas de homens normais e de pacientes do sexo masculino com osteoporose. Em radiografias panorâmicas obtidas de 40 indivíduos do sexo masculino (20 normais e 20 com osteoporose), foi calculada a média dos valores dos índices MI, AI, PMI e MCI medidos nas mandíbulas direita e esquerda. Os valores dos índices IM, IA e PMI foram avaliados através do teste t emparelhado, e os valores de ICM foram analisados através do teste x^2 . Os valores de IM (P, 0,001), IA (P, 0,01) e PMI (P, 0,05) foram significativamente menores no grupo com osteoporose; no entanto, o ICM (P, 0,05) não foi significativamente diferente. Os valores de IM, PMI e IA, como índices radiomorfométricos, foram menores entre os pacientes do sexo masculino com osteoporose, em comparação com os pacientes normais neste estudo. Sugere-se que estes índices, utilizados como método auxiliar no diagnóstico da osteoporose em mulheres, possam também ser úteis em doentes do sexo masculino. São necessários mais estudos sobre o assunto, com grupos maiores, inclusive sobre o ICM, que neste estudo não apresentou diferença significativa.

Fattah AH, Hassan NA em 2010[26] avaliaram este estudo para medir o tamanho do ângulo goníaco, a espessura da cortical angular e a altura do osso mandibular utilizando radiografia panorâmica digital e correlacionar estas 3 medidas com a idade, o sexo e o estado dentário. Este estudo foi efectuado em 90 indivíduos iraquianos (40 do sexo feminino e 50 do sexo masculino) com idades compreendidas entre os 20 e os 85 anos, divididos em 3 grupos de estudo: Os dados recolhidos foram obtidos e analisados utilizando o programa SPSS (Storage Package of Statistical Science). Os grupos de estudo completo e parcial foram subdivididos em 2 grupos etários: grupo etário mais jovem (20-34) anos e grupo etário mais velho (35-49) anos e o grupo de estudo edêntulo foi subdividido em 2 grupos etários: grupo etário mais jovem (50-64) anos e grupo etário mais velho (65+) anos. O teste P (teste t emparelhado) demonstrou que a diferença média entre as medições dos lados direito e esquerdo para parâmetros selecionados (ângulo goníaco (GA), espessura angular da cortical (ACT) e altura do osso mandibular) não era estatisticamente significativa, pelo que se tratou de um lado e não de um sujeito. Nos grupos de dentição completa e parcial, não se registaram diferenças importantes ou estatisticamente significativas no AG médio entre estes dois grupos de estudo e esta conclusão é válida para cada um dos dois grupos etários. Em geral, em cada um dos dois grupos de estudo, o ângulo goníaco médio foi significativamente maior no grupo de idade mais avançada. Verificou-se uma diferença estatisticamente significativa no ACT médio entre a dentição completa e a parcial no grupo etário mais velho. Em cada grupo de estudo de dentição completa e parcial, houve uma diferença estatisticamente significativa no TCA médio entre os dois grupos etários. No presente estudo, existe uma diferença estatisticamente não significativa na média entre as medições dos lados direito e esquerdo para os parâmetros selecionados.

Hastar E, Yilmaz HH, Orhan H em 2011[27] . O objetivo do estudo foi avaliar a influência do género e do estado dentário no índice mental, no índice cortical mandibular e no índice mandibular panorâmico a partir de radiografias panorâmicas dentárias em idosos com ou sem osteoporose. Foi avaliado um total de 487 radiografias panorâmicas de pacientes dentários idosos (com idades compreendidas entre os 60 e os 88 anos), sendo a idade média da população estudada de 67,93±6,07 anos. Foi registado o estado osteoporótico de acordo com a anamnese dos pacientes e os valores do índice da cortical mandibular (ICM), do índice mandibular panorâmico (IMP) e da largura da cortical mandibular (LMC). Houve uma diferença significativa entre os sexos feminino e masculino para os valores de

MCW e PMI. Enquanto os valores médios da largura da cortical mandibular (valor normal: ≥ 3 mm) e do índice mandibular panorâmico (valor normal: ≥ 0,3) eram normais nos homens com mais de 60 anos, os valores médios da largura da cortical mandibular e do índice mandibular panorâmico diminuíram significativamente nas mulheres da mesma faixa etária. O status dentário foi estatisticamente associado à largura da cortical mandibular e ao índice mandibular panorâmico. Os valores de MCW e PMI dos pacientes edêntulos foram significativamente mais baixos. Foram detectadas categorias de MCI (C1/53,0%, C2/45,6%, C3/1,4%). Verificou-se uma diferença significativa nas categorias de ICM entre homens e mulheres. A categoria C1 foi mais frequente em homens; a categoria C2 foi mais frequente em pacientes com um valor de largura da cortical mandibular abaixo do normal (< 3 mm). O número de pacientes não osteoporóticos com índice mandibular panorâmico subnormal (< 0,3) foi maior do que o número de pacientes osteoporóticos com índice mandibular panorâmico subnormal. Assim, houve diferença estatística entre a largura da cortical mandibular e os valores do índice mandibular panorâmico em pacientes com osteoporose e sem osteoporose (P<0,05). De acordo com o status dentário, mais pacientes edêntulos tinham osteoporose.

Alonso MBC, Cortes ARG, Camargo AJ, Arita ES, Neto FH, Watanabe em 2011[28] objetivo deste estudo foi avaliar os índices radiomorfométricos em radiografias panorâmicas odontológicas, a fim de identificar possíveis inter-relações entre esses índices e o sexo e a idade dos pacientes analisados. O estudo incluiu 1287 imagens radiográficas panorâmicas digitais de pacientes que foram agrupados em cinco faixas etárias (1 = 17-20 anos; 2 = 21-35 anos; 3 = 36-55 anos; 4 = 56-69 anos; 5 = acima de 70 anos). Dois índices - largura cortical no gónio (GI) e abaixo do forame mental (MI) - foram medidos bilateralmente em todas as radiografias panorâmicas. Para a medição do IG, uma linha foi posicionada paralelamente ao ramo da mandíbula e outra paralelamente ao corpo da mandíbula. Finalmente, foi traçada uma terceira linha a partir da intersecção das duas primeiras linhas para obter a medição da IG. Para as medidas do IM, uma linha foi traçada perpendicularmente a outras duas linhas traçadas paralelamente à borda inferior do forame mental e à borda inferior do corpo da mandíbula A análise estatística foi realizada com os testes de Kruskal-Wallis e Mann-Whitney (alfa = 0,05). Os resultados para as medidas dos índices mostraram diferenças significativas entre as faixas etárias dos pacientes de ambos os sexos, sendo que os grupos 4 e 5 apresentaram valores menores para a largura cortical de ambos os índices. O autor concluiu que o papel das alterações relacionadas ao sexo e à idade nos índices radiomorfométricos mandibulares na identificação da osteopenia esquelética.

Imirzalioglu P, Yuzugullu B, Gulsahi A em 2012[29] avaliaram a relação entre a reabsorção residual do rebordo (RRR) e os índices radiomorfométricos, incluindo o índice cortical mandibular (MCI), a largura cortical mandibular (MCW) e o índice mandibular panorâmico (PMI), juntamente com factores demográficos. Reabsorção do rebordo residual (RRR) rácio entre a altura total do osso mandibular e a altura do osso basal (altura desde o centro do forame mental até ao bordo inferior da mandíbula) na região do forame mental. Pode ser classificado como <3 = crista reabsorvida, ≥3 = crista não reabsorvida. Índice cortical mandibular (ICM): aspeto da espessura da cortical mandibular inferior. Classificar como C1: a margem endosteal do córtex é uniforme e nítida em ambos os lados C2: margem endosteal com defeitos semilunares e/ou resíduos corticais endosteais num ou em ambos os lados C3: camada cortical com resíduos corticais endosteais pesados e claramente porosa. Índice mandibular panorâmico (PMI): relação entre a espessura do córtex mandibular e a distância entre o forame mental e o córtex mandibular inferior, classificado como <0,30 e ≥0,30. Largura da cortical mandibular (MCW) largura da cortical na região do forame mental <3 mm ou ≥3 mm. Foram avaliadas radiografias panorâmicas de 1863 pacientes com mais de 20 anos de idade. O género, a idade e o estado dentário de cada paciente foram registados. As relações entre a RRR e os factores demográficos e os índices radiomorfométricos foram avaliadas utilizando os testes do qui-quadrado e exato de Fisher com um nível de significância de $p = 0,05$. A reabsorção residual da crista não foi afetada pelo género ($p > 0,05$), mas foi mais frequentemente observada em pacientes com mais de 50 anos de idade em comparação com aqueles com menos de 49 anos de idade ($p < 0,001$). A RRR foi significativamente associada ao edentulismo ($p < 0,001$) e a erosões graves da margem endosteal da mandíbula ($p < 0,05$). A RRR foi mais frequentemente observada em pacientes com PMI abaixo de

0,30 ($p < 0,001$) e com MCW inferior a 3 mm no grupo etário dos 50 aos 69 anos ($p < 0,001$). Os pacientes com menos de 50 anos de idade que demonstram erosões graves da margem endosteal da mandíbula e têm MCW < 3 mm e PMI < 0,30 parecem ser candidatos adequados para a colocação precoce de implantes ou para a manutenção de raízes ou dentes naturais para preservar o osso, independentemente do género.

Ajanovic M, Cesir AK, Tosum S, Dzonlagic A em 2013[30] avaliou a influência do estado dentário no índice mental (IM) e no índice cortical mandibular (ICM). Neste estudo, foram incluídos 120 pacientes (43 do sexo masculino e 77 do sexo feminino). Os sujeitos foram divididos em três grupos: I- totalmente dentados, II- parcialmente dentados (Classe I de Kennedy) e III- completamente desdentados. A espessura da cortical abaixo do forame mental (MI) foi medida em cada radiografia do lado esquerdo e direito da mandíbula. Foi também traçada uma linha paralela ao longo eixo da mandíbula e tangente ao bordo inferior da mandíbula e construída outra linha tracejada perpendicularmente a esta tangente de forma a intersectar o bordo inferior do forame mental, ao longo da qual foi medida a largura da cortical mandibular. A forma da cortical mandibular nas radiografias panorâmicas dentárias foi determinada observando a mandíbula posteriormente a partir do forame mental bilateralmente, de acordo com o método descrito por Klemetti et al: C1- córtex normal, a margem endosteal do córtex é uniforme e nítida em ambos os lados, C2- córtex ligeiramente a moderadamente erodido, a margem endosteal apresenta defeitos semilunares (reabsorção lacunar) ou parece formar resíduos corticais endosteais num ou em ambos os lados, C3- córtex severamente erodido, a camada cortical forma resíduos corticais endosteais pesados e é claramente porosa. A idade média dos indivíduos totalmente dentados era de 28 anos. A idade média do grupo parcialmente dentado da classe I de Kennedy foi de 54,5 anos. A idade média dos indivíduos completamente desdentados foi de 59,5 anos. O teste t não mostrou diferença estatisticamente significativa entre o IM medido no lado direito e esquerdo da mandíbula. Na avaliação do ICM do lado direito, no grupo de pacientes com dentição total, 57,1% deles apresentavam C1, 40,5% apresentavam C2 e 2,4% apresentavam C3. No grupo de pacientes com dentição parcial (Classe I de Kennedy), a maioria (76,3%) apresentava C2, 15,8% pacientes apresentavam C3 e o menor número de pacientes, 7,9%, apresentava C1. No grupo de pacientes completamente desdentados, a maioria (60%) apresentava C2, enquanto o restante (40%) apresentava C3. Na avaliação do ICM do lado esquerdo, no grupo de pacientes com dentição completa, 57,1% apresentavam C1, 40,5% apresentavam C2 e 2,4% apresentavam C3. No grupo de pacientes parcialmente dentados (Classe I de Kennedy), a maioria (73,7%) apresentava C2, 7,9% apresentavam C1 e 18,4% apresentavam C3. No grupo de pacientes totalmente desdentados, a maioria (57,5%) apresentava C2, enquanto os demais (42,5%) apresentavam C3. O teste Qui-quadrado revelou uma diferença estatisticamente significativa para o ICM do lado esquerdo entre os grupos de condição dentária. O teste do Qui-quadrado não revelou diferença estatisticamente significativa para o ICM entre os grupos de género no lado direito e esquerdo. A largura do MI é afetada pelo estado dentário, idade e género. Os valores médios de MI foram mais elevados nos pacientes com dentição completa, mais baixos nos pacientes parcialmente dentados (Classe I de Kennedy) e mais baixos nos pacientes completamente desdentados. No entanto, os indivíduos totalmente dentados eram também o grupo mais jovem. O estado dentário, a idade e o género também influenciaram significativamente a categoria MCI.

Pal S e Amrutesh S em 2013[31] tinham como objetivo estabelecer os índices radiomorfométricos na população indiana e determinar o papel da idade, do sexo e da dentição nestes índices. Foi realizado um estudo transversal de janeiro de 2010 a dezembro de 2010. As OPGs de 80 amostras foram divididas em quatro grupos etários. Foram medidos o índice mental, o índice mandibular panorâmico, o índice cortical mandibular e o índice antegonial. As relações com a idade e a dentição foram analisadas utilizando o Statistical Package for the Social Sciences SPSS12.0. *O teste t de* Student, a análise de variância unidirecional e o teste do qui-quadrado foram utilizados para determinar a significância estatística. O valor de $p < 0,05$ foi considerado significativo. Na maior parte da população estudada, as margens endosteais do córtex mandibular eram uniformes e nítidas em ambos os lados, ou seja, com aparência de C1, exceto nas mulheres com 60-69 anos de idade, que mostraram uma maior tendência para defeitos corticais lacunares, ou seja, aparência de C2. Não existe correlação entre a dentição e o índice cortical mandibular (ICM), o índice mental (IM), o índice mandibular panorâmico (IMP) e o índice antegonial (IA) (valor de p 0,583, 0,059, 0,491, respetivamente). A média populacional de IA, MI e PMI entre os homens foi de 3,33, 3,97 e 0,33, respetivamente, e entre as mulheres foi de 3,06, 3,64 e 0,32, respetivamente. (O valor de p para IA, IM e PMI foi de 0,048,

0,028 e 0,037, respetivamente). Todos os índices se correlacionaram negativamente com a idade. Verificou-se uma tendência geral para a diminuição com a idade até à sexta década, altura em que os valores diminuíram acentuadamente. Não foi encontrada significância estatística entre IA, IM e PMI e a dentição.

Bathla S, Srivastava SK, Sharma RK, Chhabra S em 2014[32] examinaram a influência da idade em dois índices radiomorfométricos quantitativos da mandíbula, o ângulo goníaco (GA) e o índice goníaco (GI) num grupo da população do norte da Índia. Foram avaliadas 60 ortopantomografias de humanos adultos, divididas em seis grupos etários (35-65 anos) com igual número de casos. O Ângulo Gonial e o Índice Gonial foram medidos bilateralmente em cada radiografia. Ângulo Gonial (AG): foi avaliado traçando uma linha tangente ao bordo inferior da mandíbula e outra linha tangente ao bordo posterior do ramo da mandíbula. A intersecção destas linhas forma o ângulo goníaco. Índice goníaco (IG): foi medido como a largura da cortical mandibular na bissetriz do ângulo entre as duas linhas tangentes que formam o ângulo goníaco (conforme descrito acima); de acordo com a técnica elaborada por Bras et al. As medidas foram analisadas quanto às interações com a idade e outras inter-relações entre os índices. Os dados obtidos foram submetidos à análise estatística por meio do programa SPSS (Statistical Package for Social Studies) versão 18 e foram utilizados os testes de Mann-Whitney para as diversas comparações. O ângulo goníaco apresentou uma correlação positiva significativa com a idade, uma vez que os valores médios do ângulo goníaco aumentaram com o aumento da idade. Em contraste com este facto, o índice goníaco não mostrou qualquer correlação com a idade, uma vez que os valores médios do índice goníaco não revelaram qualquer padrão de aumento ou diminuição com o aumento da idade. A correlação entre o ângulo goníaco e o índice goníaco foi estatisticamente insignificante ($p>0,05$). A idade teve uma influência significativa no índice radiomorfométrico angular, ou seja, no ângulo goníaco, mas o índice radiomorfométrico linear, ou seja, o índice goníaco, manteve-se independente da idade.

P Govindraju e Chandra P em 2014[33] propuseram este estudo para avaliar as influências do género e da idade nos índices radiomorfométricos e para avaliar as diferenças nos vários índices, caso existam, entre radiografias digitais e analógicas. Foram obtidas 266 radiografias panorâmicas (128 digitais e 128 analógicas), que foram agrupadas em 8 faixas etárias, entre 21 e 60 anos, com intervalos de 5 anos entre elas, com igual distribuição por sexo. Foram analisados o índice cortical mandibular (ICM), o índice mental (IM) e o índice mandibular panorâmico (IMP). As categorias C2 e C3 do ICM aumentaram com o avanço da idade no sexo feminino. O IM apresentou uma diferença significativa entre os sexos e os valores do IM diminuíram do sexo feminino mais jovem para o sexo feminino mais velho. O PMI ($p<0,05$) foi significativo para ambos os géneros. Este estudo mostrou que os índices MCI, MI e PMI foram úteis para identificar pacientes com baixa densidade mineral óssea (DMO) ou osteoporose e que as radiografias panorâmicas digitais foram melhores do que as radiografias analógicas para medir os índices.

Oksayan **R, Asarkaya B, Palta N,** Simsek **I, Sokucu O,** Isman **E em 2014**[34] teve como objetivo avaliar as alterações morfológicas da mandíbula em indivíduos edêntulos e dentados, utilizando radiografias panorâmicas. O estudo foi dividido em três grupos: Grupo I (grupo completamente edêntulo), Grupo II (grupo dentado velho) e Grupo III (grupo dentado jovem). Os parâmetros de investigação do ângulo goníaco, altura condilar, altura do ramo, profundidade do entalhe do ramo e profundidade do entalhe antegoníaco foram medidos em radiografias panorâmicas. O teste estatístico de Kruskal-Wallis foi utilizado para determinar diferenças significativas nos parâmetros morfológicos mandibulares entre os três grupos. O teste *U de* Mann-Whitney foi utilizado para comparar os subgrupos. Este teste mostra diferenças significativas apenas na altura do ramo entre os três grupos. De acordo com o teste *U* de Mann-Whitney, houve uma diferença significativa entre os Grupos I e II no parâmetro altura do ramo. Não foram encontradas diferenças significativas no ângulo goníaco, altura condilar, profundidade da incisura do ramo ou profundidade da incisura antegoníaca quando comparados os indivíduos dentados jovens, dentados velhos e completamente desdentados. Foram encontradas diferenças significativas apenas na altura do ramo entre os grupos. A altura do ramo pode ser um indicador que se altera com o passar dos anos e com a perda dentária. Deve-se considerar que a altura do ramo pode estar diminuída no edentulismo.

Binetou Catherine Gassama et ai 2021[35] efectuaram um estudo que utilizou a radiografia panorâmica para avaliar o estado da cortical basilar mandibular de indivíduos do sexo feminino com mais de 40 anos, com dentes normais e edêntulos, através do índice da cortical mandibular. Afirmaram que o edentulismo é um fator preditivo do estado da cortical basilar após a análise dos resultados da regressão logística polinomial. A sua conclusão foi que a idade combinada com o estado dentário são factores que afectam as alterações ósseas mandibulares investigadas pelo ICM.

Hemlata Dwivedi et al 2021[36] mencionaram que os profissionais de medicina dentária podiam fazer o rastreio dos pacientes através de radiografias panorâmicas tiradas durante o exame clínico de rotina, o que poderia ajudar a identificar os pacientes com uma DMO baixa, de modo a que o tratamento pudesse ser iniciado precocemente e, assim, evitar uma fratura patológica. Avaliaram a influência do género e da idade em diferentes parâmetros de perda óssea alveolar utilizando ortopantomografia. Verificou-se uma associação significativa entre a MCI e a idade no género feminino, sendo as categorias C2 e C3 mais comuns com o avançar da idade. A MCW foi estável em todos os grupos, exceto nas mulheres com mais de 60 anos de idade. O PMI e a ABL não foram significativos para a idade e o género. As medições radiográficas panorâmicas podem fornecer informações muito valiosas e ajudar na avaliação de doentes com uma densidade mineral óssea (DMO) baixa.

O estudo de **Shadia A. Elsayed et al 2023**[37] teve como objetivo descrever as diferenças morfométricas da altura, largura e diferenças densitométricas do osso alveolar maxilar na região posterior onde ocorreu a pneumatização do seio maxilar. As observações do estudo concluíram que a altura e a densidade óssea média foram significativamente menores nos locais edêntulos dos casos pneumatizados do seio maxilar do que nos locais dentados, sem diferença de género.

MEDIÇÕES DO OSSO ALVEOLAR

No maxilar, a altura do osso alveolar é avaliada para conhecer a quantidade de perda óssea. Para avaliar a altura do osso alveolar, é traçada uma linha horizontal que une ambas as margens inferiores da margem infra-orbital (Lz). A linha média é determinada por imagens do septo nasal, da espinha nasal anterior e do forame nasopalatino. As medidas a1 (linha média), a2-a3 (região pré-molar direita e esquerda), a4- a5 (região molar direita e esquerda) representam as distâncias verticais da linha Lz à crista alveolar. Na mandíbula, é traçada uma linha tangencial aos pontos mais inferiores do ângulo mandibular e do bordo inferior da mandíbula. São registadas as medidas b1 (linha média), b2-b3 (na região do forame mental para a região dos pré-molares direito e esquerdo) e b4-b5 (região dos molares direito e esquerdo) (Fig.1).[4, 38-40]

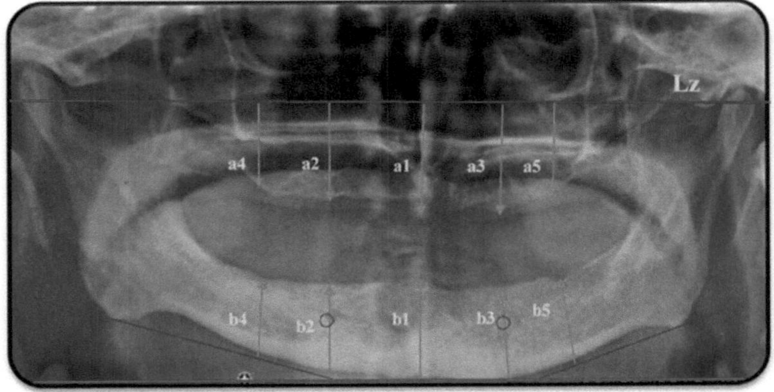

Fig 1: Vista radiográfica mostra as medições da altura do osso alveolar da maxila e da mandíbula (linha amarela) e a linha de referência (linha vermelha).

Índice cortical mandibular (ICM)

De acordo com o método de **Klemetti et.al 1997**[9] *O ICM é medido da seguinte forma*

O córtex inferior em ambos os lados da mandíbula, distal ao forame mental, é classificado em três padrões de acordo com os seguintes critérios.

C 1 - A margem endosteal do córtex é uniforme e nítida em ambos os lados da mandíbula (Fig. 2A e 2B).

C 2 - A margem endosteal apresenta defeitos semilunares (cavidades de reabsorção) com resíduos corticais de uma a três camadas de espessura num ou em ambos os lados (Fig. 3A e 3B).

C 3 - A margem endosteal é constituída por resíduos corticais espessos e é claramente porosa (Fig. 4A e 4B).

A. 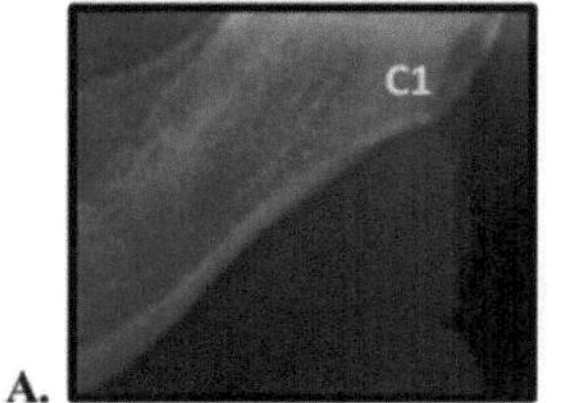

B. 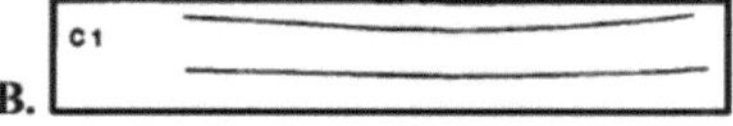

Fig. 2 (A e B): A vista radiográfica e diagramática representa o padrão C1 do índice cortical mandibular (ICM).

A. 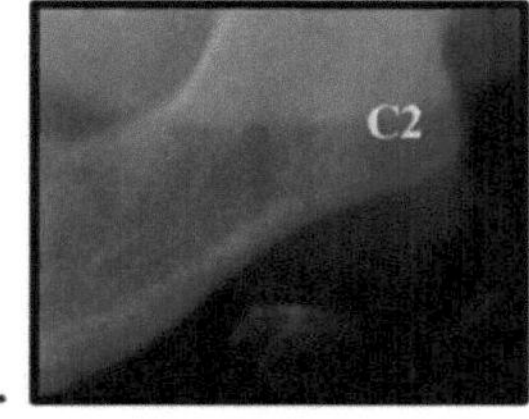

B. 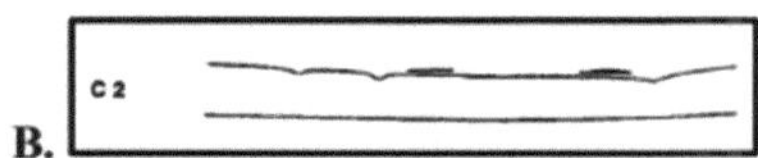

Fig 3 (A e B): A vista radiográfica e diagramática representa o padrão C2 do índice cortical mandibular (ICM).

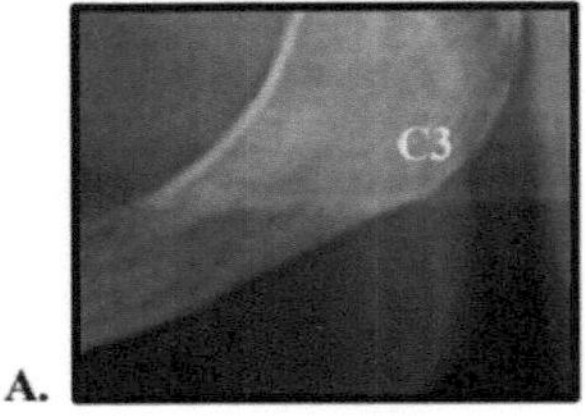

A.

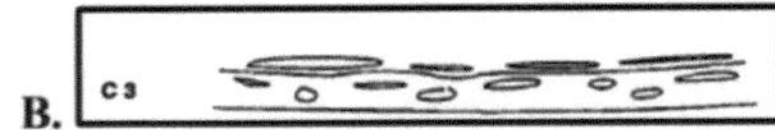

B.

Fig. 4 (A e B): A vista radiográfica e diagramática representa o padrão C3 do índice cortical mandibular (ICM).

Largura da cortical mandibular (MCW)

A MCW é a medida da largura cortical na região do forame mental e é avaliada de acordo com a técnica descrita por ***Ledgerton et al 1997.***[8] Para tal, identifica-se o forame mental e traça-se uma linha perpendicular à tangente do bordo inferior da mandíbula, passando pelo centro do forame mental. A largura da cortical é medida neste ponto (Fig.5 A e 5 B).

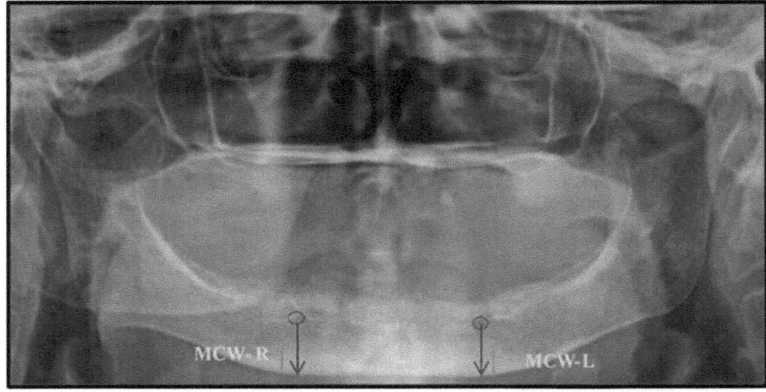

Fig. 5 (A): A vista radiográfica mostra a medição da largura da cortical mandibular (MCW) dos lados direito e esquerdo

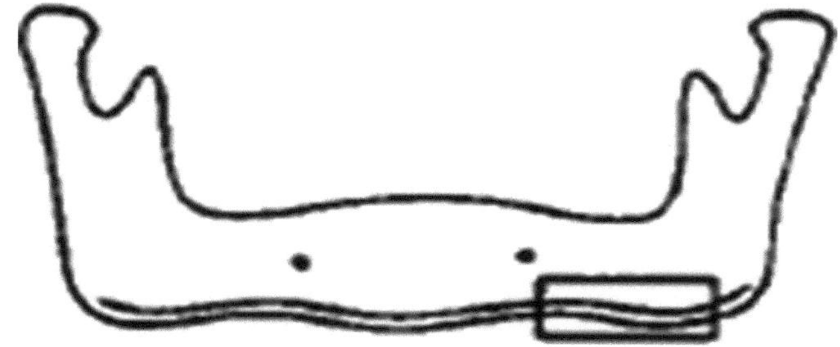

Fig. 5 (B): A vista diagramática mostra as medidas da largura da cortical mandibular (MCW) dos lados direito e esquerdo.

Índice mandibular panorâmico (PMI)

O PMI é um índice radiomorfométrico introduzido em 1991 por ***Benson et.al 1991.*** [7] É definido como o rácio da espessura do córtex mandibular inferior na região mental sobre a distância entre o bordo inferior e/ou superior do forame mental (Fig. 6A e 6B). São efectuadas três medições que compreendem o PMI, tanto para o lado esquerdo como para o lado direito, utilizando a seguinte técnica e a ferramenta de medição do software:

1. O foramina mental é identificado.
2. Traça-se uma linha (b) que passa perpendicularmente à tangente ao bordo inferior da mandíbula (a) e pelo centro do forame mental.

3. As medições são efectuadas ao longo desta linha de: Largura da cortical (C)- A distância entre a borda inferior da mandíbula e a margem inferior do forame mental (I - distância foraminal inferior)

A distância entre o bordo inferior da mandíbula e a margem superior dos forames mentais (S - distância foraminal superior).

O PMI superior e inferior é calculado como:

PMI superior (SPMI) = largura do córtex mandibular (MCW) / (S) distância da margem superior do forame mental ao bordo inferior da mandíbula.

PMI inferior (IPMI) = espessura do córtex mandibular (MCW) / (I) distância da margem inferior do forame mental ao bordo inferior da mandíbula.

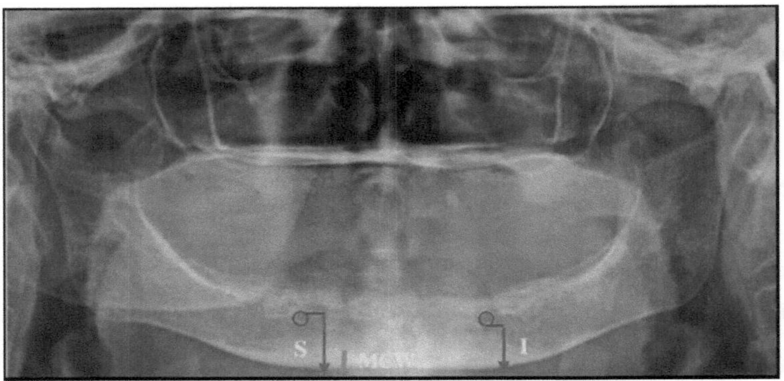

Fig. 6 (A): A vista radiográfica mostra as medidas do índice mandibular panorâmico superior (IMPS) e do índice mandibular panorâmico inferior (IMPI) do índice mandibular panorâmico (IPM)

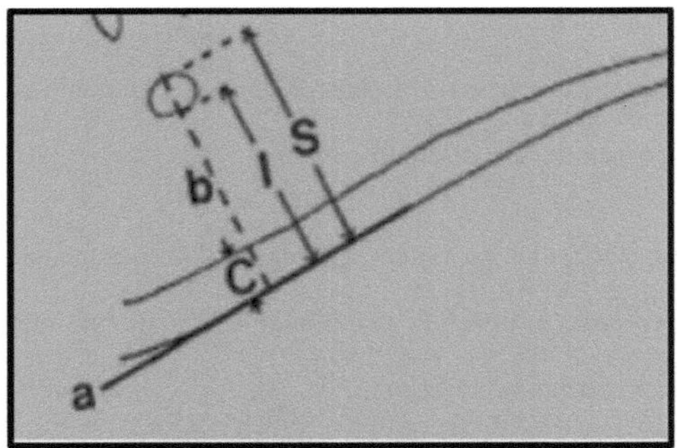

Fig. 6(B): A vista esquemática mostra as medidas do índice mandibular panorâmico superior (SPMI) e do índice mandibular panorâmico inferior (IPMI) do índice mandibular panorâmico

(PMI).

Ângulo gonial (GA)

O AG é avaliado traçando uma linha tangente ao bordo inferior da mandíbula e outra linha tangente ao bordo posterior do ramo da mandíbula (T2). A intersecção destas linhas (D) forma o ângulo goníaco (Fig.7).[32]

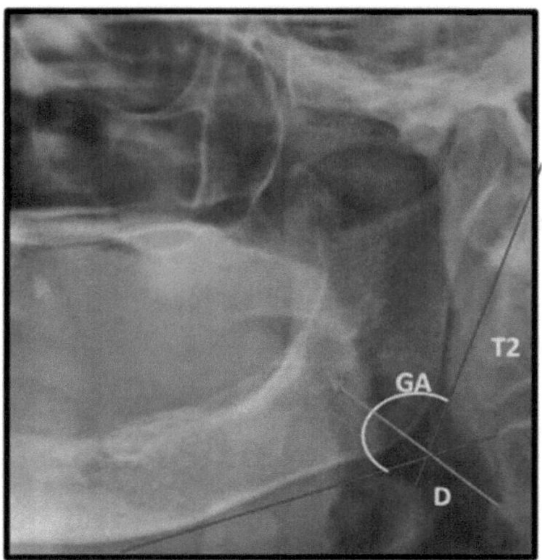

Fig. 7: A vista radiográfica mostra a medição do ângulo goníaco.

Índice Gonial (IG)

O IG é medido de acordo com o método de ***Bras et.al 1982.***[41] A espessura do córtex angular mandibular nas radiografias panorâmicas é medida. Para determinar a localização do gonion, traça-se uma tangente vertical à borda posterior do ramo. O ângulo formado por esta linha com a tangente ao bordo inferior da mandíbula no forame mental é bissectado. No ponto de intersecção desta linha bissetriz com o ângulo da mandíbula, mede-se a espessura do córtex angular (Fig. 8).

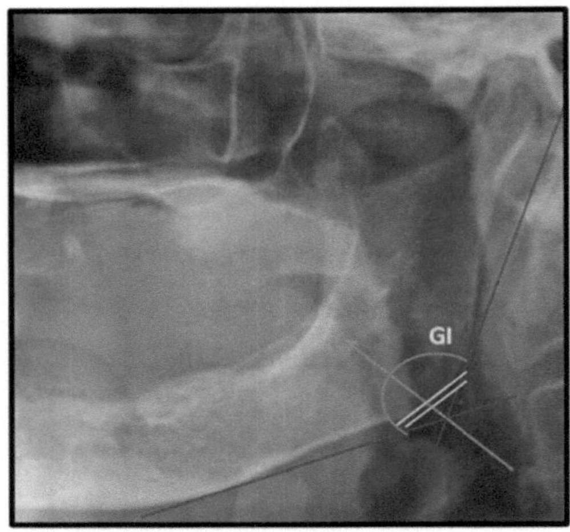

Fig. 8: A vista radiográfica mostra a medição do índice goníaco.

RESUMO E CONCLUSÃO

O tecido ósseo, incluindo o osso alveolar, está sujeito a alterações constantes devido ao fenómeno de reabsorção e aposição conhecido como remodelação óssea. No entanto, com o envelhecimento, o processo de deposição óssea é comparativamente reduzido devido a uma série de factores locais e sistémicos. O resultado líquido é uma diminuição global da massa óssea. Isto leva a um desequilíbrio fisiológico também conhecido como osteopénia. Esta perda óssea é menos significativa nos homens do que nas mulheres, acelerando após a menopausa. Se não for tratada, a osteopenia pode evoluir para osteoporose, uma perda patológica da densidade mineral óssea (DMO). A perda de dentes é um fator acelerador da reabsorção do osso alveolar. Aumenta com a duração do edentulismo e o número de dentes em falta. Assim, o estado dentário pode influenciar o estado da cortical basilar da mandíbula.

Para uma substituição bem sucedida de um dente ou dentes, a avaliação do estado do osso é obrigatória. A capacidade da radiografia panorâmica para captar uma imagem de toda a mandíbula e maxila e avaliar as alterações ósseas utilizando índices radiomorfométricos é referida em vários estudos . Vários índices radiomorfométricos da mandíbula em panorâmicas dentárias foram sugeridos na literatura para avaliar as alterações morfológicas mandibulares. Vários índices qualitativos e quantitativos, incluindo a perda óssea alveolar (ABL), o índice cortical mandibular (MCI), a largura cortical mandibular (MCW), o índice mandibular panorâmico (PMI), o ângulo goníaco (GA) e o índice goníaco (GI) são utilizados para avaliar a qualidade óssea e observar sinais de reabsorção em radiografias panorâmicas digitais.

A radiografia panorâmica é uma modalidade de diagnóstico facilmente disponível em muitos consultórios dentários e proporciona uma ampla cobertura anatómica da região maxilofacial, pelo que é frequentemente utilizada como ferramenta de rastreio inicial para os pacientes. Embora a TCFC seja um padrão de ouro para a avaliação da perda óssea alveolar, é dispendiosa, não é exequível e tem uma maior exposição em comparação com a radiografia panorâmica.

Embora estes índices sejam considerados como um método auxiliar utilizado para o diagnóstico da osteoporose, devem ser incluídos como um procedimento de rotina nos exames dentários, para identificar pacientes com baixa DMO não detectada.

Em conclusão, pode afirmar-se que os índices radiomorfométricos baixos estudados em radiografias panorâmicas podem ser utilizados como critérios importantes para uma avaliação mais aprofundada da densidade mineral óssea.

BIBLIOGRAFIA

1. Neha Vaidya, Amarnath G S, B C Muddugangadhar, Poonam RaoT R e Vishal Seth. Índices radiomorfométricos e sua relação com a perda óssea alveolar em pacientes completamente desdentados: um estudo prospetivo. *Int. J. of Adv. Res.* 2017; **5** (Jan): 118-134.
2. Hirai T, Ishijima T, Hashikawa Y, Yajima T. Osteoporose e redução do rebordo residual em pacientes edêntulos. J Prosthet Dent.1993;69:49-56.
3. Xie Q, Soikkonen K, Wolf J, Mattila K, Gong M, Ainamo A. Efeito do posicionamento da cabeça em radiografia panorâmica nas medições verticais: um estudo in vitro. Dentomaxillofac.Radiol.1996;25(2):61-66.
4. Xie Q, Wolf J, Ainamo A. Avaliação quantitativa das alturas verticais dos ossos maxilares e mandibulares em radiografias panorâmicas de indivíduos idosos dentados e edêntulos. Ata Odontol Scand. 1997;55(3):155-61.
5. Jowitt N, Farlane MT, Devlin H, Klemetti E e Horner K. A reprodutibilidade do índice cortical mandibular. Radiologia Dentomaxilofacial. 1999; 28:141 - 144.
6. Ledgerton D, Horner K, Devlin H e Worthington H. Índices radiomorfométricos da mandíbula numa população feminina britânica. Radiologia Dentomaxilofacial. 1999;28: 173 - 181.
7. Benson BW, Prihoda TJ, Glass BJ. Variações na massa óssea cortical de adultos medida por um índice mandibular panorâmico. Oral Surg Oral Med Oral Pathol. 1991;71(3):349-56.
8. Ledgerton D, Horner E, Devlin C e Worthington C. Índice mandibular panorâmico como ferramenta radiomorfométrica: uma avaliação da precisão. Radiologia Dentomaxilofacial.1997;26: 95-100.

9. Klemetti A e Kolmakow S. Morfologia do córtex mandibular em radiografias panorâmicas como indicador da qualidade óssea. Radiologia Dentomaxilofacial. 1997;26: 22-31.

10. Raustia AM, Salonen MA. Ângulos goniais e altura condilar e do ramo da mandíbula em utilizadores de próteses completas - um estudo de radiografia panorâmica. J Oral Rehabil. 1997;24(7):512-6.

11. Drozdzowska B, Pluskiewicz W e Tarnawska B. Índices mandibulares baseados em panorâmicas em relação à densidade mineral óssea mandibular e ao estado esquelético avaliado por absorciometria de raios X de dupla energia e ultrassom quantitativo. Radiologia Dentomaxilofacial. 2002;31: 361 - 367.

12. Devlin H, Horner K. Índices radiomorfométricos mandibulares n o diagnóstico da redução da densidade mineral óssea do esqueleto. Osteoporosis International. 2002;13(5):373-378.

13. Musa I, Zlataric DK, Celebic A, Bosnjak A. The Influence of Gender and Age on the Values of Linear Radiomorphometric Indices Measured on the Lower Border of the Mandible (A influência do género e da idade nos valores dos índices radiomorfométricos lineares medidos no bordo inferior da mandíbula). Ata Stomatol Croat.2002;36(2):199-202.

14. Zlataric DK, Celebic A. Avaliação clínica densitométrica do osso da mandíbula em utilizadores de próteses removíveis dependente da morfologia do córtex mandibular. J Prosthet Dent. 2003;90:86-91.

15. Xie QF, Ainamo A. Correlação do tamanho do ângulo goníaco com a espessura da cortical, altura do corpo residual mandibular e duração do edentulismo. J Prosthet Dent.2004;91(5):477-82.

16. Dubravka KZ, Asja C. Comparação da densidade óssea mandibular e dos índices radiomorfométricos em utilizadores de próteses parciais completas ou amovíveis.

Oral Radiology. 2005;21(2):51-55.

17. Katranji A, Misch K, Wang HL. Cortical bone thickness in dentate and edentulous human cadavers. Journal of Periodontology. 2007;78(5):874-878.

18. Uysal S, Cagırankaya BL e Hatipoglu MG. O género e o torus mandibularis afectam o índice cortical mandibular? Um estudo transversal. Head & Face Medicine. 2007;3(37):1-6.

19. Gulsahi A, Yuzugullu B, Imirzalıoglu P e Genc Y. Avaliação dos índices radiomorfométricos panorâmicos em pacientes turcos de diferentes grupos etários, género e estado dentário. Radiologia Dentomaxilofacial.2008; 37:288-292.

20. Yasar F, Akgunlu F. Avaliação quantitativa do índice cortical mandibular. Eur J Dent.2008;2:283-290.

21. Sakar O, Sülün T, İspirgil E (2008). Correlação do tamanho do ângulo goníaco com a reabsorção da crista residual em indivíduos edêntulos. Balk J Stom. 2008; 12:38-41.

22. Yuzugullu B, Gulsahi A, Imirzalioglu P. Índices radiomorfométricos e a sua relação com a perda óssea alveolar em pacientes turcos completamente desdentados: Um estudo retrospetivo. J Prosthet Dent. 2009;101: 160-165.

23. Gulsahi A, Ozden S, Cebeci I, Ozlem K, Paksoy C, Genc Y. A relação entre os índices radiomorfométricos panorâmicos e a densidade mineral óssea femoral de pacientes edêntulos. Oral Radiology. 2009;25(1):47-52.

24. Jagelaviciene E, Kubilius R, Krasauskiene A. The relationship between panoramic radiomorphometric indices of the mandible and calcaneus bone mineral density. Medicina (Kaunas). 2010;46(2):95-103.

25. Dagistan S, Bilge OM. Comparação dos valores do índice antegonial, índice mental, índice mandibular panorâmico e índice cortical mandibular nas radiografias panorâmicas de homens normais e pacientes do sexo masculino com

osteoporose. Radiologia Dentomaxilofacial. 2010;39: 290-294.

26. Fattah AH, Hassan NA. Correlação do tamanho do ângulo goníaco, espessura da cortical angular e altura do osso mandibular com a idade, género e estado dentário numa amostra iraquiana. J Bagh Coll Dentistry. 2010;22(4):47-49.

27. Hastar E, Yilmaz HH, Orhan H. Avaliação do Índice Mental, Índice Cortical Mandibular e Índice Panorâmico Mandibular em Radiografias Panorâmicas Dentárias em Idosos. Eur J Dent. 2011;5: 60-67.

28. Alonso MBC, Cortes ARG, Camargo AJ, Arita ES, Neto FH, Watanabe. Avaliação dos Índices Radiomorfométricos Panorâmicos da Mandíbula em uma População Brasileira. ISRN Rheumatology.2011;10:540-542.

29. Imirzalioglu P, Yuzugullu B e Gulsahi A. Correlação entre a reabsorção do rebordo residual e os índices radiomorfométricos. Gerodontology. 2012;29(2):536-42.

30. Ajanovic M, Cesir AK, Tosum S, Dzonlagić A. Influência do estado dentário, idade e género na largura cortical do bordo inferior da mandíbula e no índice cortical mandibular. Ata stomatol Croat. 2013;47(1):31-38.

31. Pal S e Amrutesh S. Avaliação dos índices radiomorfométricos panorâmicos na população indiana. Cumhuriyet Dent J. 2013;16(4):273-281.

32. Bathla S, Srivastava SK, Sharma RK, Chhabra S. Influência da idade nos índices radiomorfométricos da região goníaca da mandíbula na população do Norte da Índia. IJMDS:2014;3(2):411-420.

33. Govindraju P, Chandra P. Radiomorphometric Indices of the Mandible-An Indicator of Osteoporosis (Índices radiomorfométricos da mandíbula - um indicador de osteoporose). Jornal de Pesquisa Clínica e Diagnóstica. 2014;8(3): 195-198.

34. Oksayan R, Asarkaya B, Palta N, Simsek I, Sokucu O, Isman E. Efeitos do

edentulismo na morfologia mandibular: Avaliação de Radiografias Panorâmicas. The Scientific World Journal.2014;10:1-5.

35. Binetou Catherine Gassama, Mamadou Lamine Ndiaye, Papa Abou Lecor, Sarietou Diop, Babacar Toure, Alterações ósseas mandibulares e estado dentário: Um estudo radiomorfométrico através do índice cortical mandibular numa população feminina senegalesa com 40 anos ou mais. Avanços em Cirurgia Oral e Maxilofacial; 2021: 4: 100200. https://doi.org/10.1016/j.adoms.2021.100200.

36. Hemlata Dwivedi, Bishnupati Singh, Prashant Gupta, Manjula Das, Reeta Jain, Surender Kumar. Correlação entre os Índices Radiomorfométricos e as Arcadas Mandibulares Edêntulas para o Diagnóstico da Osteoporose Utilizando o Ortopantomograma no Estado de Bengala Ocidental na Índia. O Jornal de Prática Dentária Contemporânea. 2021: 10.5005/jp-journals-10024-3030.

37. Elsayed S A, Alassaf M S, Elboraey M O, et al. O Impacto da Pneumatização do Seio Maxilar na Qualidade do Osso Alveolar em Pacientes Dentados e Edêntulos: Uma Análise Radiográfica de Tomografia Computorizada de Feixe Cónico. Cureus. 2023; 15(9): e46005. doi:10.7759/cureus.

38. Ural C, Bereket C, Şener I. Medição da altura óssea dos ossos maxilares e mandibulares em radiografias panorâmicas de pacientes edêntulos. J Clin Exp Dent.2011;3(1):5-9.

39. Saglam AA. As alturas verticais dos ossos maxilares e mandibulares em radiografias panorâmicas de indivíduos dentados e edêntulos. Quintessence Int. 2002;33: 433-138.

40. Canger EM, Celenk P. Avaliação radiográfica da altura do rebordo alveolar de pacientes dentados e edêntulos. Gerodontologia. 2012; 29: 17-23.

41. Bras J, Vanooij CP, Abraham IL, Kuson GJ, Wilmink JM. Interpretação radiográfica do córtex angular mandibular: Uma ferramenta de diagnóstico na

perda óssea metabólica. Parte I: Osso normal. Oral Surg Oral Med Oral Pathol Oral Radiol Endodontol. 1982;53: 541-5.

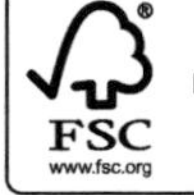

MIX
Papier aus verantwortungsvollen Quellen
Paper from responsible sources
FSC® C105338

Printed by Books on Demand GmbH, Norderstedt / Germany